Cet écrit a été lu en séance publique devant la Société de Phrénologie, le 15 janvier 1836.

DE L'IMPRIMERIE DE CRAPELET,
RUE DE VAUGIRARD, N° 9.

AUTOPSIE

PHYSIOLOGIQUE

DE

LACÉNAIRE,

MORT SUR L'ÉCHAFAUD

LE 9 JANVIER 1836.

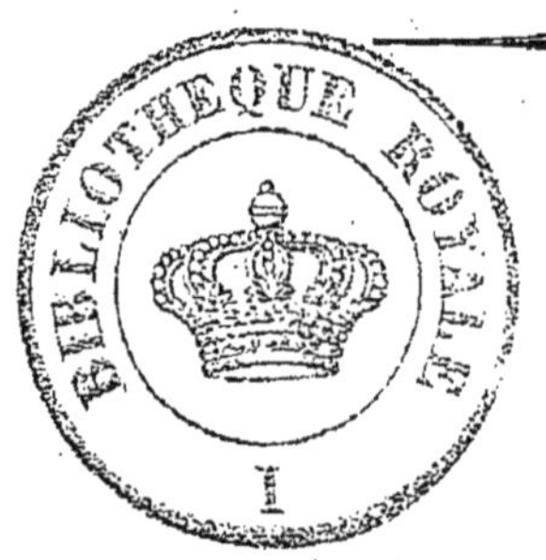

PARIS.

A LA LIBRAIRIE DE L. MATHIAS (AUGUSTIN),

QUAI MALAQUAIS, N° 15, EN FACE DU LOUVRE.

1836.

Vulgus, ut homo extrinsecùs unumquemque noscit; putat quod videt; videt autem quousquè oculos habet: sed multò videt scientia! Vulgus in faciem, scientia in præcordia contemplatur.

Le masque tombe, l'homme reste.

J. B. Rousseau.

Est-il dans les facultés de l'être humain d'offrir une nature *complète*, soit dans le mal, soit dans le bien?

Un homme soumis aux conséquences de la société, je veux dire aux exigences de la sociabilité, peut-il poursuivre jusqu'au bout, et à lui seul, un système absolu?

Une intelligence, si désordonnée qu'elle se présente, peut-elle prétendre à se poser sans merci, sans retour, sans recul, comme ennemie implacable de la société, au milieu de laquelle elle se meut ?

En remontant dans les sphères élevées des causes premières, on reconnaît que la condition du mal est la condition exceptionnelle : un homme rejeté tout entier dans les voies de l'exceptionnalité, peut-il s'offrir à ses semblables, non pas seulement comme le volontaire ouvrier de sa condition, mais comme l'ayant préméditée de longue main, en se proposant de sang-froid l'emploi de tous les moyens, au péril de toutes les fins probables ?

L'*athéisme* et le *matérialisme*, résumés évidens de toutes ces tendances funestes, peuvent-ils être formulés avec une conviction raisonnée ?

Voilà qu'un Lacénaire donne de la vitalité à ces vieilles questions, incessamment agitées et jamais résolues. Si l'homme qu'elles cherchent et veulent expliquer est possible, Lacénaire sera cet homme; c'est sous l'inspiration de leur désolante affirmative qu'il a fait une halte dans sa marche vers l'échafaud, et qu'il a écrit *ses Mémoires!*

L'examen de ce grand criminel importait aux sciences morale et physiologique; c'est par sympathie pour leurs révélations que je me suis refusé à lire les confidences de son agonie.

En admettant même que Lacénaire n'ait pu parvenir à développer avec netteté ce qu'il dit être *son système;* en admettant que l'involontaire réflexibilité de son âme ait trahi la forfanterie de sa phrase,.... pour trouver la preuve de la dénégation que j'oppose à ses prétentions, pour recueillir cette vérité consolante : *l'impossibilité d'un scélérat complet*, je n'ai voulu que me placer devant Lacénaire.

Je l'ai regardé; puis, j'ai invoqué un de ces rayons providentiels qui, à l'éclat du jour aussi bien que dans la nuit des cachots, illuminent une tête, lorsqu'ils s'y posent.

Lacénaire est d'une taille au-dessous de la moyenne; son torse est mal posé, mal sculpté; ses bras sont mal attachés; il y a de la décrépitude dans la forme et le jeu de sa membrure inférieure; sa colonne vertébrale semble fléchir, et le force à cette attitude pliée qui révèle le *coup de barre* du vice; ses jambes sont courtes; ses mains sont petites et délicates; ses doigts sont courts et effilés.

Le contour de son visage est brusquement déprimé vers le menton, qui est petit et fendu; la chair en est colorée au ton bilieux, elle est jaspée de larges taches blanches, livides et jaunâtres, selon les influences hygiéniques ou morales.

Son nez, fort élargi vers ses parois inférieures, est anguleux, et s'abaisse, en bec d'oiseau de proie, sur sa lèvre taillée en coup de sabre — d'ailleurs mal éclairée, ombrée qu'elle est par une moustache qui l'accompagne jusqu'aux coins fourbes et moqueurs de la bouche.

Les pommettes sont saillantes : sur les marches de l'échafaud, elles seront pourprées, aussi bien que le tour des yeux, par l'injection des filets sanguins.

Ses yeux, de moyenne grandeur, sont de couleur fauve ; leur regard a une obliquité d'un caractère tout particulier ; dans la tourmente d'une passion forte, ils doivent promptement se voiler d'une teinte trouble, et paraître enivrés et vitrés.

Sa voix, d'un timbre assez clair, a une accentuation correcte, quoique fréquemment saccadée; il y a des mots et des sentimens qu'elle exprime d'une façon toute *locale*.... Lacénaire me dit avec une inflexion saisissante: « *Par exemple, un homme contre lequel je n'aurais point de haine*, JE LE TUERAIS VITE. »

Il était impossible de ne pas le croire sur parole.

La tête de Lacénaire porte des indications phrénologiques remarquables : « Je sais, lui dis-je avec quelque hésitation, que vous vous moquez beaucoup de la phrénologie; cependant, l'aspect de votre tête me frappe.... Si j'osais.... — Volontiers », me répondit-il, et avec bonne grâce il me présenta sa tête.

J'ôtai mon gant, et appuyant la main dès la naissance du front, j'arrivai à cet organe sympathique si précieux pour l'état social et trop souvent paralysé par l'activité d'organes contradictoires....

« Vous êtes bienveillant! dis-je avec surprise. — C'est vrai, Monsieur », me répondit Lacénaire avec bonhomie.

Je montai plus haut.

« C'est étrange! repris-je, vous vous dites athée, et voici l'organe de la vénération; il n'est pas déprimé. »

Lacénaire se prit à sourire.

« Il est vrai, ajoutai-je, que cette indication est le plus ordinairement décevante; au moins, je l'ai reconnue telle sur un grand nombre de têtes d'Arabes. »

Il est à remarquer que ceci se passait dans ma *première* entrevue avec Lacénaire; il se donnait vingt jours d'existence. Son pourvoi n'était point rejeté.... Il vivait tout entier, car ainsi qu'il me le disait : « Je ne suis *pas même* mort civilement. »

Les phrénologistes désireront des renseignemens scientifiques et spéciaux, moins vagues, moins incomplets que ne doivent l'être ceux d'un artiste qui n'appartient à la science que par la sympathie. Je laisserai parler, lorsqu'il en sera temps, un des plus zélés disciples de ce regrettable Spurzheim qui osa porter sous un autre hémisphère, — mieux écouteur que le nôtre, — ses textes phrénologiques, éclairés par sa conviction et appuyés par l'autorité de sa probité savante.

Spurzheim est mort bien loin de nous ! mais la renommée, qui ne fait faute à aucune gloire méritée, n'a laissé à Boston qu'une part de sa mémoire, et en a pieusement rapporté la plus belle dans notre patrie.

Heureux les hommes dont le nom peut être

honoré aux lieux où ils ont vécu, aux lieux où ils sont morts !

M. Dumoutier avait été invité à mouler sur nature la tête de Lacénaire : il est descendu dans le cachot du condamné.

Témoin de cette belle opération, j'en pourrais raconter les incidens, les péripéties dramatiques ; je pourrais dire l'émotion mal dissimulée de ce Lacénaire aux apprêts de la *toilette* imitative, lorsqu'il sentit le masque de plâtre s'étendre sur sa face et lui ceindre la tête : je pourrais répéter les angoisses des représentans de la justice, à la vue de ce corps étendu immobile sur un lit, n'offrant qu'un tronc.... Et à la place de la tête le simulacre d'un énorme monceau de linge. Il vint un instant dans la pensée intimidée des gardiens que la science pouvait prévenir et remplacer le bourreau.

Le moule fut enlevé, l'opération avait complétement réussi; le hardi phrénologue allait trouver sur son plâtre l'aveu des vérités qu'avait dissimulées la physionomie.

Le condamné qui venait de représenter un mort, sortit plein de vie et de gaîté de dessous son enveloppe. Il y avait souffert moralement, c'était évident; car il me dit à l'écart et à demi voix : « Ces apprêts, cette cérémonie, m'ont plus occupé que ne m'occupera *l'autre.* »

Le soir même de la mort de Lacénaire, car pour conserver l'ordre de mes idées, il faut que j'intervertisse l'ordre des faits, le 9 janvier, M. Dumoutier plaça devant moi cette tête que nous avions connue, l'explora attentivement et m'en traduisit avec méthode les signes phrénologiques.

C'est donc M. Dumoutier qui va parler :

« Qu'importe le nom, la qualité afflictive de

cette tête qui est devant nous : je ne m'inquiète point de ce qu'elle a fait dans le monde, je ne cherche que sa condition phrénologique.

« Un homme portant les organes que je viens de reconnaître faisait peu de cas de la vie. — Bien que sensuel, il pouvait supporter la frugalité. — Très affectueux, il aurait aimé ses enfans, sa famille. — L'idée de la destruction lui paraissait simple, elle lui était familière. — Il était peu courageux, mais sa fermeté, sa constance, y pouvaient suppléer. — Essentiellement discret, il avait plus de réserve que de prudence. — Il était fourbe. — Il était avide d'acquérir plutôt pour satisfaire à ses besoins accidentels que pour conserver. — Il devait être très adroit, et aimer tout ce qui exige la dextérité des doigts. — Orgueilleux, il était plus soigneux de sa considération extérieure que de sa dignité personnelle. — Porté à vénérer ce qui passe pour être vénérable, le peu de développement dans l'activité des organes des sentimens religieux et de la croyance en une autre vie explique son scepticisme, qui dut être exagéré par le besoin qu'il éprouvait de s'étourdir sur des forfaits dont il avait la conscience.

« Le sentiment de l'équité et du devoir était chez lui médiocrement actif et facilement faussé par la prépondérance de ses mauvais penchans. — Homme à projets, il devait difficilement désespérer. — Il était éminemment artistique, et pouvait exceller dans l'imitation lorsqu'elle devenait l'auxiliaire de sa fourberie. — Il était gai, plaisant; inventait un rationalisme pour motiver son irréligiosité. — Observateur, il saisissait les lieux et les faits. — Il avait la mémoire verbale. — Son style aurait pu être riche d'images. — Il préférait la musique d'expression à la musique savante. — Enfin l'exploration de cette tête atteste que de la disproportion dans le développement de ses organes résulte le défaut d'équilibre dans leur activité. »

Ainsi parla M. Dumoutier.

Et la tête de Lacénaire dit sa vie : elle est l'avant-propos de ses *Mémoires*.

L'esprit de système a opprimé l'entendement humain ; son despotisme a surtout long-temps retardé le développement des sciences.

Pas un savant, qui, après une conquête sur les mystères de la nature, qui, après avoir puisé dans le grand ensemble composé de toutes les choses de l'univers, n'ait voulu isoler les conséquences de sa découverte, plutôt que de les rallier à celles déjà obtenues; pas un qui n'ait prétendu faire de l'objet de sa recherche une unité exceptionnelle, à l'usage de sa gloire; pas un qui ne se soit écrié : « Je me suis arrêté *ubi defuit orbis*, où l'univers m'a manqué, où le *vide* a commencé. »

De sorte que chaque science, devenue *domaine privé*, si on peut le dire, est restée long-temps sans point de conjonction avec la science qui devait lui être corrélative.

Encore aujourd'hui, nous nous ressentons de ce vaniteux égoïsme; bien que la généralité des savans de notre âge se distingue par des facultés communicatives, par un esprit d'association et de comparaison qui ne peuvent manquer de faire grandir l'éclat du flambeau de l'intelligence humaine.

La phrénologie a principalement souffert de cette intersection entre les sciences; résultat évident de tant de sciences positives, moyen si important pour l'ordonnance de l'état social, la phrénologie, en même temps qu'elle est pour le vulgaire une connaissance hasardeuse et mal définie, est restée, même dans les sphères savantes, une classification isolée au milieu de toutes les sciences qui relèvent d'elle, ou dont elle devrait être le résumé lumineux.

L'anatomie comparée et la phrénologie m'apparaissent comme les moyens de la *physiologie,* dont j'élargis le sens littéraire ; et qui, elle, va chercher sa clarté dans des régions plus élevées que celles où se trouvent les sciences physiques et expérimentales.

L'agent immédiat du physiologiste, c'est le *regard.*

Le regard physiologique soumet à son examen la sculpture de la tête, les lignes du visage, le jeu de la physionomie, la forme du corps, ses allures, son maintien ; les mains, les pieds, les habitudes du geste, le choix des vêtemens, jusqu'à la manière dont ils sont

portés. Après que la perception auriculaire a traduit le caractère des inflexions de la voix, le *commencement* et la *fin* d'une individualité sont connus.

J'ai dit que j'avais regardé Lacénaire, et, aussitôt, j'avais compris que Lacénaire, se posant en athée, en matérialiste, en scélérat qui aurait systématisé la haine sociale et le crime, mentait! soit par une forfanterie qui ne s'explique que dans les mœurs des criminels, soit en désespoir de son avenir, pour échapper à lui-même en imaginant le néant, afin de se garantir de la peur.

C'est cependant à cette première entrevue que Lacénaire, rappelant l'*Hayraddin* de Walter Scott, me dit, d'une voix libre et avec un geste naïf : « Oui, je crois que mon corps se fondra dans la masse générale, que ce qui est eau rejoindra l'eau, que ce qui est feu rejoindra le feu, que je tomberai tout entier, comme un arbre coupé! » Et je voyais qu'il mentait.

Lorsque je lui fis ma seconde visite, son *pourvoi* était rejeté. A une extraordinaire émotion de sa voix, à l'étrange altération de son visage, qu'il voulut motiver par la fatigue d'un rhume, je me doutai qu'il pressentait ce rejet. En effet, le lendemain, il dit : « Je l'avais prévu, à l'air composé des figures, qui me rappelaient je ne sais quelle odeur de pelure d'oignon qui fait pleurer. »

Dans l'intervalle de mes deux visites, la solitude prolongée, la mort plus rapprochée, avaient amolli la fibre de Lacénaire; il avait composé des poésies douces, affectueuses; il avait reçu et embrassé *Avril*, son complice.

« Je ne demande pas mieux que de croire, me dit-il; je ne refuse pas la lumière; qu'il se présente un homme en état de m'écouter, de me comprendre; qu'il me parle de manière à m'éclairer.... qu'il m'amène à *voir*.... je ne résisterai pas. »

Ainsi, la physiologie n'avait pas menti ! et l'épouvantable exemple d'un *scélérat complet*, malgré Lacénaire, était encore à trouver.

Quant à la religion, ce n'était plus qu'un sceptique.

Restait toutefois l'homme anti-social : Lacénaire parut tenir à conserver ce caractère.

« La preuve que je hais la société, me dit-il, c'est que je vais mourir!... Si elle ne m'eût pas tué, j'allais me tuer.... ma mort, telle qu'elle aura lieu, est encore un suicide!

— Mais, lui objectai-je, pourquoi, réduit à cette pensée extrême, n'avoir pas choisi un mode de suicide moins cruel, et à vous seul?

— Je ne me serais pas vengé de la société!

— Mais il me semble que, puisque vous mourez par ses lois et par ses mains, c'est elle qui se venge. »

Il baissa la tête, parut décontenancé et mécontent de mon insistance. Une personne qui était présente se hâta de me dire, avec un signe d'intelligence :

« Oh! le système de Lacénaire est abominable, peut-être.... mais il est profond!.... Vous ne le comprenez pas!

— Non! — reprit vivement le condamné en se redressant sur lui-même. — Non, monsieur ne comprend pas *mon système ;* pour cela, il faudrait avoir lu *mes Mémoires.* Vous verrez! vous verrez!.... Sans doute, je me venge ! car moi seul ai mis sur la trace de mes assassinats... J'ai apporté ma tête; j'ai attaqué la société, elle croit me punir, je la brave!... Elle me tue? Elle me débarrasse.... je suis vengé! »

Cette explication manquait de clarté et de logique; la physiologie ne s'y laissait pas tromper : mais comme sous la sombre voûte de cette *recluserie* la voix nerveuse de Lacénaire avait une terrible valeur!

Il avait compris que *son système* n'en était pas un pour moi : son étrange orgueil en souffrait; et, bien que la conversation eût changé d'objet, au moment où je le quittai, il vint sur le seuil de son cachot et me cria avec une accentuation pleine d'amertume : « Ah, monsieur! vous croyez que la mort de Lacénaire ne fera pas des apôtres!.... Vous verrez! vous verrez! »

Non, misérable, ta mort ne fera point

d'apôtre! Mais elle soulèvera de toute la puissance de cette intelligence qui pouvait honorer ta vie, une question sociale où le *législateur* devra trouver une grave préoccupation.

Notre époque contredit Tacite : *Plus ibi bonæ* LEGES *valent quam boni* MORES :

Le législateur aura beau faire : l'application de ses meilleures lois politiques portera à faux, tant que le principe constitutif et élémentaire de la société restera abandonné aux chances de *la fatalité*, tant que L'ÉDUCATION, plutôt encore que l'enseignement, n'aura pas nourri et éclairé les intelligences.

Les hommes du pouvoir entendent, par lois organiques, les lois *budgétaires*, les lois d'*hérédité*, les lois fiscales, celles qui servent le mieux à masquer les priviléges, à donner des garanties à la richesse et à la puissance!... On bâtit; on élève codes sur codes, législation sur législation; mais l'édifice politique est monté sur un terrain mouvant : ce terrain, c'est de la boue!.. et le pauvre qu'on y laisse croupir, chaque jour heurte de sa tête les fondations. Au premier matin, empesté de son cloaque et de lui-même, il voudra changer d'air, en montant dans les combles... et, de la secousse, il les fera crouler sur sa tête.

Gens au pouvoir, déblayez de ses immondices la voie de l'ignorant et du pauvre; nettoyez leur berceau; préparez-leur un foyer de famille, du pain, un manteau, une *idée-mère* qui les alimente, les soutienne.

Une idée-mère; elle est urgente! La foi s'éteint; avec elle, les vertus, les affections qui s'y rattachent, la liberté religieuse, deviennent le gâchis des cultes! Et lorsque vous voyez se développer dans les âmes endurcies le mépris pour la spiritualité pure de la croyance en un Dieu, de quel droit prétendrez-vous maintenir le respect pour les puissances temporelles ?

La science est en progrès; mais l'*éducation*, personne n'y songe ! Et, faute d'éducation, la société est opprimée par les vices qui résultent de vos lois meilleures et de vos hommes moins bons ! Faute d'éducation, la société est épouvantée par des misérables qui datent dans le crime des premiers jours de leur existence ; tel Lacénaire, que l'on vient de tuer.

Lacénaire, faisant ses premiers pas dans le crime, tâtonna, comme il est impossible de ne le pas faire dans les routes sombres et tortueuses ; mais, mon Dieu! si, avant que son regard se fût assuré dans l'obscurité; si, avant qu'il eût cessé d'avoir peur dans les ténèbres, l'éducation l'avait tiré en arrière; avait tout à coup placé sous ses yeux ce flambeau qui reste étincelant au souffle de l'ouragan, le flambeau de l'honneur et du devoir!... Il n'avait que trente-trois ans, il n'y pas huit jours!... nous n'aurions pas sa tête sous les yeux!...

Vous instituez des écoles primaires : c'est bien! — mais d'abord, vous avez le *mot*, un peu plus que la *chose*. — L'*éducation* dans la famille, ce serait mieux!

Vous faites des rois ou des commissaires avec vos municipaux?

Que n'en faites-vous aussi des pères?

Vous assurez le sort des riches?

Que ne vous occupez-vous du sort des pauvres?

Vous avez peur du peuple?

Mais, peu satisfaits de tenir en main la baïonnette et le juge qui *répriment*, appliquez-vous à *prévenir*. Prévenez par tous les moyens qui concilient, qui encouragent, qui relèvent; ne vous glorifiez pas du *tant bien que mal* des choses, d'un *ordre*, qui ne serait que le silence dans la rue, que le mutisme intelligent des mécontens; et pour que votre ordre public ne vive pas au jour le jour, ne ressemble pas à une éventualité, comme le bonheur de chacun, *prévenez*... Là est la vraie science gouvernementale; là est la grande garantie sociale. Prévenez, en vous occupant fraternellement de la société d'*en bas*. Préparez cet avenir en qui toute existence a besoin de se confier, soit pour sa durée, soit pour sa mort.

Et maintenant, une question secondaire, bien que vivace et oppressive.

« Le débordement des maximes perverses, leur publicité effrontée par le roman, par le drame, dans les livres, sur la scène, voilà le ferment funeste que la littérature moderne a précipité dans le creuset d'airain où vit la société ; et l'ébullition a produit les miasmes infects dont chaque jour nous subissons l'influence. »

Voilà ce qui se dit, ce qui s'écrit!

Le romancier alors (pour ne m'occuper que de la plaie littéraire), devenu tout ensemble, pour le besoin de sa cause, moraliste, — j'en demande pardon à ses accusateurs, — statisticien, physiologiste et historien, a fait poser sur un plan en relief l'état social tout entier, la vie physique et la vie morale ; il a évoqué le passé pour l'explication du présent, hommes et choses, faits et livres ; et, en présence des faux principes, fécondés par les vices en usage, en présence des turpitudes qui souillent la société, des crimes qui l'épouvantent ; après avoir fouillé dans la profondeur des plaies pour y reconnaître les causes réelles, après avoir lucidement déduit les effets, il s'est pris à sourire amèrement, se voyant qualifié de *corrupteur ;* lui qui, retenu par les convenances, n'est pas même, au degré où lui permettrait la raison publique à venger, l'annaliste de la corruption.

Certes, c'est se confesser bien ignorant en physiologie légale, bien pauvre de ressources gouvernementales, que de résumer mesquinement du haut d'une tribune ou d'un prétoire, l'accusation contre le désordre, l'impureté, le meurtre et l'athéisme, par l'exposé d'une question littéraire.

Redressez donc les tréteaux du carrefour Guillory, les poteaux de Montfaucon, la roue du pilori; la *civilisation* battra des mains aux supplices, aux ignominies répressives dont vous aurez châtié la littérature moderne, si vous lui prouvez que d'elle vient le mal qui vous ronge.

Je vous le dis, à vous, aveugles, ce mal vient de plus loin.

Demandez aux *habiles* de ce jour, à ces

heureux qui vous crient si prudemment : « *La vie privée doit être murée !* » Poltrons impertinens, se vautrant dans leur bonheur comme à l'orgie, et réclamant impérieusement *le silence*, comme un privilége qui leur serait dû.

Demandez à tous ces transactionnaires politiques, transfuges de tous les partis vaincus, amis zélés du *fait* en voie de succès, portant effrontément, comme le paillasse du Cirque, costumes sur costumes, livrée rouge sur livrée blanche, et témoignant, jours de galas, que la religion du *serment* est une utopie.

Demandez à l'égoïsme !

Demandez à l'agiot !

Demandez au luxe !

Demandez à cette nouvelle et turcarienne aristocratie industrielle et marchande, dont la généralité voit s'évanouir sa probité du jour où, par aventure, s'altère son respect de convention pour *l'échéance*.

Demandez aux gouvernemens qui se sont succédé depuis l'ère de 1789.

Demandez enfin, et demandez sérieusement à cette absolution impudique qui couvre toute *réussite.* [1]

Vous aurez beau clamer ! Votre littérature est l'exacte expression de votre époque. Sa virulence s'inspire de vos haines, de vos jalousies, de vos apostasies, de votre égoïsme et du mauvais emploi de votre bonheur.... Gens heureux ! gens puissans !

Soyez bons, soyez vrais, soyez purs et désintéressés, et le vice d'en-bas ne se dressera point, s'autorisant de votre impunité.

Toute la question sociale est là.

On se voile la face; et on insiste ! on incri-

[1] *Etenim, non modo pluris putare quod utile videatur quam quod honestum, sed hæc etiam inter se comparare, et in his addubitare, turpissimum est.*

Cicer. *de Officiis.*

mine chez la littérature un état de fièvre, qui détermine l'exagération, toujours nuisible dans son expression?

Que fait ici la littérature!

Sur quelle physionomie ne vais-je pas saisir, si je veux y regarder de bien près, la visible empreinte d'une passion émue? le signe de je ne sais quelle impatience qui ne révèle pas seulement la volonté de faire, de réaliser dans des termes simples et rationnels, mais de faire, de réaliser au premier bond, tout de suite.... Parce que la foule est là! parce que la concurrence vous alarme et vous étouffe! on veut lui échapper.... Et comme personne n'a foi dans le lendemain, on veut tout finir avant le coucher du soleil.... Pour cela, on contracte toute sa nature, on anime tous les ressorts de son être, on s'exagère... on se donne la fièvre pour vivre!

Telle est la condition de ceux qui, pourvus

de bien-être et de bonheur, auraient le loisir de raisonner le sentiment du vrai ; de ceux qui *peuvent*... jugez quelle doit être la condition de ceux qui *veulent* et ne peuvent pas !

On insiste encore, et parce que de nombreux suicides ensanglantent les familles ; parce que des assassins intelligens illustrent les cours d'assises, et y présentent en spectacle l'impiété systématique, la colère à froid des scélérats, on dit à la littérature moderne : « Pourquoi traitez-vous, de préférence, du meurtre, de l'adultère et de l'impiété ? »

D'abord, j'ai la conviction que les esprits littéraires, pénétrés de cette *convenabilité*, qui est l'essence des âmes honnêtes et bien éclairées, lorsqu'ils tracent une scène puisée dans les turpitudes humaines, songent moins à développer une influence pestilentielle, qu'à mettre un vice à jour en l'analysant au profit de la société.

Que prouverait contre l'affirmation que je défends, la citation de quelques écrits moins purement inspirés? quel est l'écrivain, dans ce temps de morcellement, de défiance et de décomposition, qui oserait formuler au nom de tous, et que la complaisance du public accepterait comme un type?

A une époque où la bourgeoisie, qui, sur ses plus hauts échelons, s'appelait le *Tiers État*, subissait l'inégalité des conditions au degré le plus rigoureux, l'inégalité dans l'enseignement, possible que certains livres philosophiques, puis, que *les Liaisons dangereuses*, *le Sopha*, *la Religieuse*, que *l'Héloïse*, que *le Mariage de Figaro*, aient réagi sur des intelligences secondaires, et leur aient suscité des velléités immorales.

Aujourd'hui, que le soleil de l'enseignement luit pour tous, parce que, selon la loi écrite, *tous* peuvent prétendre à *tout!* Aujourd'hui, que les classes même les plus inférieures ont la prétention, malheureusement trompeuse, d'être éclairées ; aujourd'hui, que le manteau d'hypocrisie, le manteau de bienséance, sont troués à toute place, aussi-bien que celui de la grandeur, par l'exagération de l'égalité et la hardiesse du moraliste ; aujourd'hui, que l'on ne s'étonne plus de rien, parce que l'on s'imagine avoir tout vu, tout appris ; en matière de conduite sociale, on n'apprend plus rien dans les livres, ni sur la scène. Les impressions les plus fortes que pourraient produire le drame ou le roman, ne sont reçues que d'une manière fugitive et sans conséquence.

La littérature est frénétique? elle est au drame, voilà tout : au drame puissant et nerveux? non, parce qu'il est descendu dans nos rues et y a produit de grands effets de courage, consacrés par le sang des victimes... Je ne me représente point une cause ni si grave, ni si lamentable.

La littérature est au drame, parce que l'exploration des littératures étrangères, qui n'est que récente, y a trouvé le drame qui lui manquait. Comme il arrive de toutes les conquêtes nouvelles, on a commencé par en abuser pour en jouir; et de l'effort à faire pour accommoder avec la convenance des formes nationales, l'emploi d'un mode tout énergique, tout nouveau, a résulté une sur-excitation qui a réagi sur le choix des textes.

Voilà tout.

Persistera-t-on encore? *La frénésie littéraire* aura-t-elle *suscité tous les fléaux qui désolent notre* société?

Calomnie!

Afin de la démentir, il est bon de s'y arrêter sérieusement une fois : pour l'enseignement de ces criminalistes qui se posent en moralistes, il est bien de produire non des harangues, mais des vérités.

La recherche de ces vérités prescrivait une tâche affligeante : il fallait descendre sous les voûtes des cachots ; interroger, moins par la parole que par l'intuition, le vice lui-même ; l'appréhender au moral, et oser appuyer hardiment le scalpel physiologique sur des têtes encore animées : heures solennelles où elles allaient tomber sous le couteau de la loi !

Je l'ai fait.

Apparaisse le vrai de la question sociale, à la sombre et faible lueur de la lampe d'un cachot.

Il y a déjà huit ans, dans un moment où l'application de la peine de mort fut inopinément examinée comme un titre de la loi à revoir et à décider, je fus entraîné par un premier travail sur cet examen, vers cette autre question : *de la manière d'assister les condamnés à mort.*

Alors, la restauration régnait ; avec elle,

les prétentions religieuses, la *sanctomanie*, et le parti prêtre.

Une œuvre de haute moralité pouvait devenir un acte intelligent et périlleux d'opposition.

Je vis successivement cinq condamnés le jour de leur exécution, à cet instant où, tourmentée par le sentiment de sa fin prochaine et *à heure fixe*, l'intelligence humaine lance ses derniers éclairs, soit aux inspirations de la peur, soit à celles d'un décevant courage.

L'un des assassins des deux jeunes aubergistes de la vallée de Montmorency, *Daumas-Dupin*, qui avait reçu une instruction universitaire, qui avait rempli des emplois publics, homme intellectuel, devait m'offrir un sujet d'études. Sans prévoir la responsabilité que l'on ferait un jour peser sur la littérature romancière, je lui dis :

« A une époque où vous étiez encore vous-même, c'est-à-dire dans cet état normal qui permet de choisir les bonnes ou les mauvaises routes de la vie, avez-vous recherché la lecture de livres capables d'exalter votre imagination ?

— Jamais, monsieur, me répondit Daumas avec sa voix grave et de plomb. J'ai lu quelques romans, jamais un livre n'a agi sur ma pensée, qui est incapable de se livrer à une chose idéale. »

Il était près de *trois heures*, lorsque Daumas me faisait cette réponse ; il mourait à *quatre heures*.

Ce qu'on appelait *un fils de famille*, L***, vient de subir l'attention publique et un jugement : lorsqu'il était sur son banc, devant le juge, je l'ai bien regardé.... Laroncière, criminel préméditatif et intelligent, a-t-il recherché, affectionné notre littérature moderne?

Il ne doit rien ni à nos drames, ni à nos romans; je l'affirme.

Sur sa tête, sur sa physionomie, dans son maintien, dans les habitudes de son corps, de sa voix, de son regard, j'ai reconnu des indications qu'a développées sa faiblesse morale, et qui devaient le dispenser de demander au drame écrit un enseignement pour les lâchetés cruelles qu'il allait mettre en œuvre.

Voici une saisissante et terrible actualité; voici *Lacénaire!*

Il portait une lyre et un poignard!

Il était poète et il assassinait!

Il chantait comme *Millevoye*, et il volait comme *Cartouche!*

Il s'élevait par l'instruction et la poésie

dans les sphères élevées de l'intelligence, et il se vautrait dans la boue où d'ignobles coquins lavaient avec lui leurs mains tachées de sang!

Lacénaire, homme lettré, pouvait avoir échauffé sa verve à la flamme de punch, des romans et des drames; *hier*, je lui en ai fait la question.

« Non, monsieur, j'ai peu lu de romans; je n'ai fait attention qu'à Walter Scott.... Je n'aime pas les romans, *les choses idéales*....

— Mais les encyclopédistes? ai-je interrompu.

— Je ne leur ai rien pris... chaque fois que j'y trouvais une satire contre les idées reçues, contre le culte ou la société, je me disais : « Me voilà! » J'ai toujours *méprisé Voltaire*, mais il m'a plu, à cause de son insultante dérision contre tout ce que l'on est convenu de respecter. »

Opposez maintenant vos réquisitoires à mes preuves, criminalistes!

Je vois encore un honnête homme, qui a l'afféterie de l'*école*, et la prétention du savoir, se roulant *tout impressionné*, sur les banquettes d'un théâtre, et, en présence des guenilles de Macaire, s'écriant en illuminé :

« Quelle poignante ironie! Quelle foudroyante allusion! Quel *immense* exemple! »

Lacenaire, criminel à tous les degrés, exprime lucidement et froidement tout son dégoût, tout son mépris pour ces sortes de drames.

Criminalistes, vous avez calomnié.

La question littéraire est mise à jour : la question criminelle et sociale retourne dans la classification des hommes *positifs*, spéculatifs et *de sang-froid*.

Maintenant, sur ce texte déplorable, auquel viennent aboutir et mon analyse physiologique et l'argumentation sur les causes de nos plaies morales; maintenant, sur cette peine de mort que vient de subir Lacénaire, deux mots :

La peine de mort, *en matière de meurtre prémédité*, peut-elle être abolie?

Un de nos plus remarquables publicistes a fait un acte de courage et de haute raison en publiant, *en temps opportun*, un écrit remarquable contre l'application de la peine de mort, en matière politique : « Dans ce cas, dit M. Guizot, le gouvernement frappe, le peuple voit frapper; ni l'un ni l'autre, *après le coup*, ne sont assurés d'y avoir gagné. »

Vérité instructive et profonde!

A bas la pénalité de l'échafaud en matière d'erreur religieuse ou politique! Mais en matière de meurtre!...

Je répugne à discuter cette affirmative, dont j'ai puisé l'expression dans la conscience même des assassins condamnés à mort, et je me borne à dire aux philanthropes :

« Vous voulez pour le meurtrier la vie dans un séquestre, dans une recluserie, que votre humanité couvrira d'un toit, meublera d'une couche, où elle placera l'eau et le pain de chaque jour, les adoucissemens autorisés par la longueur de la captivité, et la société sera vengée, dites-vous, parce que le meurtrier séquestré ne sera plus à craindre.... Vienne pour lui le repentir avant la mort, il aura du moins le temps d'y recourir ! »

Généreuse prévoyance! Pieuse épargne du sang!... — Voyons l'équité :

Dans le plus petit des villages de notre France, il se trouve au moins un individu, peut-être une famille entière, purs devant Dieu et devant les hommes, respectant le bien d'autrui, eux qui ne possèdent rien! et sous le givre, sous la pluie, au souffle des vents, cherchant le gîte de chaque nuit,... disputant aux animaux la paille pour lit, les débris d'alimens pour nourriture ;... et dans leur prière, dont les accens sont torturés par les angoisses de la faim et du froid,... ne demandant à la Providence que ce toit assuré, le plus pauvre des toits, de la paille fraîche et suffisante pour s'y coucher, l'eau et le pain de chaque jour!... Tous les biens enfin que vous donnez au voleur-assassin, philanthropes.

Il existe de tels malheureux dans nos villages, mais dans nos villes, juste ciel!... mais dans le grand Paris!

Les sociétés de charité y pourvoient? — Est-ce que vous n'avez jamais su que l'on fût mort de faim et de froid dans Paris?... Est-ce que vous n'avez jamais rencontré, au détour d'une rue, une pauvre mère au teint plombé, suspendant à son sein amaigri un petit être souffreteux, conduisant par la main un autre enfant qui marche à peine, et porte une loque de ménage; et cette mère, précédée par un homme portant un mince matelas, unique mobilier de la pauvre famille que l'on chasse parce qu'elle n'a pas payé son terme?

Donnez à la pauvre mère un toit assuré, le pain de chaque jour, et la sécurité pour le lendemain; le repos, le pain, lui rendront le lait qui manque à ses seins, éclairciront sa vue, aveuglée par ses larmes!

Vous connaissez le budget de vos bureaux de charité, philanthropes; vous ne connaissez pas l'étendue des misères injustes, ni le nombre des malheureux.

Sans doute, cette tête qui tombe... c'est

atroce!... Peut-être la Providence, en voyant cet échafaud, a-t-elle horreur de sa créature, et fait-elle retomber le sang du criminel sur la société qui le tue!... Mais justice! et avant de vous relever de l'anathême de Dieu, vous qui punissez de mort, régénérez vos mœurs et abolissez *la pauvreté* en améliorant l'esprit humain. Vos bureaux de bienfaisance, vos hôpitaux..... Insuffisance et mensonge!... car j'ai consulté leurs archives, voyez-vous.

Lorsque l'humanité au désespoir lance un regard indigné sur la table dorée de votre constitution sociale, et suit en pleurs la charrette du condamné, moi, j'invoque une dernière assistance pour ce criminel qui va mourir. Voyons, législateurs, philanthropes, gens intellectuels et puissans, l'avez-vous préparée cette assistance pour cet homme qui marche vers l'échafaud? Au milieu des ruines de la pensée, avez-vous mis en réserve une idée secourable et consolante? Connaissez-vous une voix pure et attendrie qui puisse la formuler, non comme un monotone glas de mort, mais comme une harmonie religieuse et céleste?

Rien! rien qu'un vieillard honnête, qui porte une soutane catholique, et fait état de consolation.

Ah! juges et moralistes, un homme va mourir : relaps, voleur et meurtrier! Qu'importe? Un homme va mourir! vous dis-je. Vous vous chargez de verser le sang, et d'envoyer un homme aux pieds de Dieu!... Stupéfaction pour vous! vous le chassez de la vie? Dieu le regarde, et l'infinie miséricorde le soutient par ces mots : « Ils ne t'ont pas assisté! »

Juges et moralistes, cherchez un évêque, un cardinal, un pauvre vicaire; — ne vous occupez pas de la couleur de la robe : devant la mort, l'égalité commence! — Mais avant tout un homme nouveau pour les sensations du moment, un homme dont l'œil se mouille, dont la fibre tremble! Un Bridaine, s'il est possible.

Qu'il persuade, comme persuadera toujours la véritable émotion; mais qu'il persuade!... Vous en répondez!

Hier, pour cette intelligence aux abois et agonisante, un prêtre, desséché par l'habitude, qui bourdonnait la *latinité du Missel* aux oreilles du condamné, qui ressassait une formule mortuaire.... et le condamné, entre l'exécuteur et le confesseur *ad hoc*, répétait les paroles du pape *Lambertini*, mourant entre deux cardinaux : *Mon Dieu! vous êtes mort entre deux larrons; et j'expire entre deux* CAILLOUX.

Hier encore, la pensée fut ensevelie avant même que le bourreau n'eût tué le corps.

Voilà l'assistance!... Deux fois la mort!

Il me reste maintenant à m'excuser d'avoir

dit la vérité; car, s'armant contre moi-même de cette convenabilité dont j'ai déjà parlé, certains esprits, trop timides, trop individuels ou trop mal prévenus affecteront peut-être de m'opposer la maxime d'Horace, et me crieront avec dureté : « Ce serait vrai, est-ce le lieu? »

A l'endroit où se présente le type de la dégradation humaine, à l'endroit où frappe la société par la main de la loi, c'est le lieu pour traiter une question sociale, rarement étudiée, presque toujours mal comprise, parce qu'ordinairement la preuve du fait manque à l'argumentation; il importe de la mettre à jour une fois, puisqu'elle est le ciment du soubassement de l'édifice.

Je ne prétends pas que la *clinique sociale* doive s'exercer devant l'échafaud, qu'il faille du sang pour donner de la couleur aux remontrances, ni que les plus sûrs exemples ne puissent se trouver, palpitans, que sur la bascule de la guillotine.

La morale qui prend l'heure du bourreau n'est plus qu'un viatique : l'auditoire qui lui convient a peu de réflexions à faire, parce qu'il a peu de temps à donner.

Bien loin aussi de ma pensée l'impudente et coupable idée de me faire accusateur public, de diffamer la société entière, à l'imitation de ceux qui la calomnient pour se donner le droit de la déshonorer, de ceux qui la polluent pour mieux l'épouvanter un jour de colère.

Ce que disait Homère de la *terre d'Egypte* est aussi vrai pour *notre terre ; il s'y trouve de bonnes plantes à côté de bien pernicieuses !* Et on se livrerait à un stérile bavardage de *l'école*, à une insultante ironie, si on parlait d'*avenir*, tout en reniant les élémens qui doivent l'assurer.

« Oui, la loi est meilleure, l'homme est moins bon. » Mais cette pénible généralité se modifie par des exceptions prises dans tous les âges, dans toutes les conditions, au plus haut, au milieu, comme au bas de l'échelle sociale.

La raison providentielle a su conserver les moyens de la perfectibilité humaine ; ils sont épars çà et là : plusieurs sont étreints par des tortures d'épreuve ; aucun ne périra !

Il y a eu un Lacénaire !... Et que la part d'intelligence qui lui fut accordée n'en fasse pas une exception déconcertante pour la morale humaine.... Sagacité, souplesse d'allure, éclat de la robe.... Rien n'est beau comme le tigre !

Il y a eu un Lacénaire ! et la physiologie vous a prouvé que ces points de résistance intellectuelle qui pouvaient rendre sa mémoire pernicieuse, n'étaient qu'un mensonge; — c'était un fard de criminel; il fallait l'effacer.

Mais toucher à cette tête ! dira-t-on avec

répugnance; mais mettre la main sur cette nature infecte et dégoûtante?

Le doyen honoraire de la faculté de médecine, l'honorable et savant Dubois, faisant une leçon, dit à un élève : « Définissez-moi l'*ulcère?* »

L'élève, après avoir énoncé les signes pathologiques de l'ulcère, finit ainsi. « Enfin, il est d'un aspect *dégoûtant.* »

Le génie, c'est l'à-propos.

M. Dubois proclama une maxime qui éclata dans l'amphithéâtre aux bravo des élèves, puis resta comme un avertissement non moins à l'usage du médecin que du moraliste : « Monsieur, — dit le célèbre professeur en grandissant à l'inspiration scientifique et son œil et sa voix, — sachez que sur le corps humain il n'y a rien de dégoûtant pour la médecine! sa mission est de guérir, son devoir est de mettre l'œil et la main sur toutes les plaies. Les plus affreuses sont les plus riches en signes d'observations, les plus instructives, les plus belles!... L'ulcère n'a rien de dégoûtant. »

C'est ce qui m'a fait supporter le tête-à-tête avec Lacénaire.

Après avoir exploré d'un regard ferme cet ulcère humain, je puis dire avec connaissance de cause et en me résumant : « Il n'y a pas de scélérat complet. » L'intelligence départie à un criminel ne peut rien pour l'autorité de ses assertions; la tache du mensonge y paraît toujours.

La propagande politique ou religieuse peut bouleverser le monde, parce qu'elle emprunte des principes et un langage qui s'associent aux plus nobles passions.

La propagande du crime n'influencerait pas même les bagnes, si le système pénitentiaire usité, et la flétrissure sociale après la peine, ne lui servaient d'auxiliaires.

Les scélérats se poseraient moins en instrumens du châtiment social, si les corps politiques qui dirigent la société s'employaient mieux à réformer par l'action persuasive du *bien-être*, de la haute moralité, de la bienveillance pour tous et dans toutes choses, les erreurs incessamment développées par la souffrance, l'incertitude et la déception.

Les scélérats ne passeraient au milieu de nous que comme d'effrayans accidens, et non comme des conséquences de l'état social, si l'éducation introduite et surveillée en tous lieux était accommodée avec la morale évangélique, les exigences usuelles et les lois.

Je dirai encore la littérature contemporaine n'est pour rien dans nos plaies sociales,

Ni cet excès d'honneur, ni cette indignité!

j'ajouterai, jusqu'au jour où la société s'interdira de se venger d'un criminel, par l'homicide, elle lui doit mieux, à l'heure de sa mort, qu'une assistance écrite dans le rituel. Dieu! n'est point un dogme.

Puis, posant la main sur la tête coupée d'un Lacénaire: — Si le plus grand des criminels, parce qu'il fut le plus intelligent, a pu devenir l'occasion d'un développement de principes utiles à la science physiologique, surtout à la morale publique, et à la défense de l'humanité, qu'importe le hideux du texte! Qu'importe que le sujet soit ensanglanté!

« L'ulcère moral, pour qui travaille à le guérir, n'a rien de dégoûtant. »

Sceaux-Penthièvre, 9 janvier 1836.

HIPPOLYTE BONNELLIER.

L'instant de la mort de Lacénaire approchait ; je voulais amener ce condamné à s'examiner.... à chercher un point d'appui, et à formuler d'une manière précise l'expression intime de sa pensée.

Je lui écrivis la lettre suivante. Ce qu'elle peut avoir de bienveillant s'explique par la nécessité qu'il y avait de ménager l'excessive vanité d'une intelligence à l'agonie.

MONSIEUR,

« J'ai su que vous connaissiez le rejet de votre pourvoi, et que vous conserviez ce calme, cette énergie, qui vous ont assisté dans votre douloureuse position ; c'est ce qui m'a encouragé à vous écrire, car je me serais amèrement reproché de vous importuner, dans le cas où ma lettre eût dû vous trouver inquiet ou affaibli.

« J'ai médité avec un soin religieux le travail physiologique dont vous êtes l'objet. Une nature portant à un aussi haut degré la puissance intellectuelle devait inspirer à la science morale et physiologique un texte d'observation de l'ordre le plus élevé.

« Votre vue m'a profondément ému ; car, indépendamment de l'affligeante gravité de votre situation, j'ai reconnu que si vous avez la *fermeté*, vous n'avez pas l'*entêtement*, deux facultés que la phrénologie signale cependant au même point : vous n'avez pas l'entêtement, et j'ai apprécié combien peu il aurait fallu, dans un de ces momens décisifs, pour faire faire à vos idées, à vos habitudes, un recul salutaire !

« A votre insu, cette providentielle disposition vous sert en ce moment, et vous servira dans un autre.... Déjà, à la dernière visite que je vous ai faite, j'avais remarqué que, bien que votre courage restât en équilibre, vos facultés de résistance se modifiaient ; et, avec une expression accentuée, vous m'avez dit : « Je ne demande pas mieux de croire, je ne *refuse pas la lumière ; qu'il se présente un homme* en état de m'écouter, de me comprendre.... qu'il me parle de manière à m'éclairer, qu'il m'amène à croire, je ne résiste pas. »

« J'ai recueilli ces remarquables paroles ; elles témoignent de la dignité humaine, au moment le plus contradictoire et le plus critique.

« Aurez-vous la bonne volonté, le loisir de m'écrire où vous en êtes avec votre âme ? Bien mieux que la voix d'un prêtre catholique, je le crois, elle peut vous dire ce que vous ne refusi pénétrante, comprendre que j'aurais voulu vous dire plus; que je n'ai pu surmonter la crainte de vous chagriner par mon importunité. — Je désire vous revoir; mais je serais heureux de recevoir un mot de votre main, qui me révélât quelque chose de cette lutte mystérieuse entre l'amour-propre humain et la raison providentielle qui, j'en suis assuré, déjà vous éclaire.

« Je vous prie, Monsieur, d'agréer comme une assistance consolante l'expression de mes pensées. »

2 janvier 1836.

Monsieur,

« Vous m'avez bien jugé en pensant que j'étais exempt d'une obstination qui ne serait aujourd'hui que folie. Vous me jugerez mieux lorsque je vous aurai dit que loin de repousser la lumière par un sentiment d'amour-propre que je mépriserais, si je le trouvais en moi; loin de chercher un refuge dans le néant, je pense qu'il serait bien plus consolant de croire à l'existence de Dieu et à une autre vie. Veux-je vous affirmer que je crois au néant et que je ne crois pas à Dieu ?

« Croire!... S'il est vrai que les mots soient les justes représentations de nos idées, et si je comprends bien ce mot-là, qui osera dire : Je crois. Qui ne dira : Que sais-je? Oui, dans ce vaste chaos de pensées humaines d'autant plus petites qu'elles voudraient définir et embrasser ce qu'il y a de plus grand, j'avoue que mon esprit reste confondu sans en être effrayé. Je ne vous cacherai pourtant pas qu'au milieu de ce dédale, l'idée de l'âme universelle et du monde-Dieu m'a toujours paru la plus naturelle, mais encore n'est-ce qu'un système. Et qu'est-ce qu'un système? Le doute, voilà tout ce qui est permis à l'homme.

« Dans mon enfance, à la campagne, lorsque je rencontrais sous mes pas une fleur arrachée de sa tige et penchant sur le sol sa tête décolorée, j'étais ému de pitié; et lorsque, quelques jours après, je la retrouvais sans séve et tout-à-fait desséchée, ce n'était plus que le regret d'être privé de sa vue et de son parfum. C'est que le premier état était la souffrance, le second le néant.

« Lorsqu'un ami souffre, je le plains: lorsqu'il meurt, je le pleure, mais pour moi-même. C'est la douleur d'en être séparé qui me tire des larmes. Il y a de l'égoïsme dans les pleurs que l'on verse sur un tombeau. N'y a-t-il pas là deux idées bien distinctes ; une de sensibilité, l'autre de matérialisme ? Et pourquoi ces idées me sont-elles si naturelles ? Pourquoi Dieu, qui m'a donné, suivant vous, une si forte part d'intelligence, n'a-t-il pas gravé dans mon âme celle de son existence ? Eh bien ! s'il existe, je m'abandonne à lui avec confiance. Il me jugera. »

« Je regrette, Monsieur, que vous ne m'ayez pas exprimé tout ce que vous avez sur le cœur, de crainte de m'être importun. Rien ne pourrait l'être pour moi de votre part. Je préfère les vérités les plus crues inspirées par un sentiment de devoir, aux ménagemens de la faiblesse et surtout de l'hypocrisie.

« J'espère, Monsieur, que lorsque j'aurai le plaisir de vous revoir, si le temps le permet, vous laisserez parler votre cœur sans contrainte.

« En attendant, je vous salue avec la plus parfaite estime.

« LACÉNAIRE. »

7 janvier 1836.

Un honnête homme à l'agonie et s'interrogeant avec l'intrépidité de la vertu qui se confie sur les chances de son avenir, y montrerait-il plus de calme? sa réflexion serait-elle plus harmonieuse?

A lire Lacénaire, il y aurait vraiment de quoi s'y tromper; mais devant le pénétrant regard de la physiologie, le masque tombe, l'homme reste.

H. B.

Monsieur

Vous m'avez bien jugé en pensant que j'étais exempt d'une obstination qui ne serait aujourd'hui que folie vous me jugerez mieux lorsque je vous aurai dit que loin de repousser la lumière par un sentiment d'amour propre que je mépriserais si je le trouvais en moi, loin de chercher un refuge dans le néant, je pense qu'il serait bien plus consolant de croire à l'existence de dieu et à une autre vie. Dois-je vous affirmer que je crois au néant et que je ne crois pas à dieu. Croire!.. s'il est vrai que les mots soient les justes représentations de nos idées et si je comprends bien ce mot là qui oserait dire: je crois qui ne dira: que sais-je? Oui dans ce vaste chaos de pensées humaines d'autant plus petites qu'elles voudraient définir et embrasser ce qu'il y a de plus grand, j'avoue que mon esprit reste confondu sans en être effrayé. Je ne vous cacherai pourtant pas qu'au milieu de ce dédale l'idée de l'âme universelle et du monde-dieu m'a toujours paru la plus naturelle mais encore n'est-ce qu'un système. Et qu'est ce qu'un système? le doute, voilà tout ce qui est permis à l'homme.

Dans mon enfance, à la campagne, lorsque je rencontrais sous mes pas une fleur arrachée de sa tige et penchant vers le sol sa tête décolorée j'étais ému de pitié et lorsque quelques jours après je la retrouvais sans sève ~~et tout~~ à fait desséchée ce n'était plus que le regret d'être privé de sa vue et de son parfum. C'est que le premier état était la souffrance, le second le néant.

Lorsqu'un ami souffre je le plains, lorsqu'il meurt je le pleure mais pour moi même c'est la douleur d'en être séparé qui me tire des larmes. Il y a de l'égoïsme dans les pleurs que l'on verse sur un tombeau. N'y a-t-il pas là deux idées bien distinctes une de sensibilité l'autre de matérialisme? Et pourquoi ces idées me sont-elles si naturelles? Pourquoi Dieu qui m'a donné durant ma vie une si forte part d'intelligence n'a-t-il pas gravé dans mon âme celle de son existence? Eh bien s'il existe je m'abandonne à lui avec confiance. Il me jugera.

Je regrette, Monsieur, que vous ne m'ayez pas exprimé tout ce que vous avez senti ceux de crainte de m'être importun. Rien ne pourrait l'être pour moi de votre part

Je préfère les vérités les plus crues inspirées par un sentiment de devoir aux ménagements de la faiblesse et surtout de l'hypocrisie.

J'espère, Monsieur, que lorsque j'aurai le plaisir de vous revoir, si je trouve le premier vous laisserez parler votre cœur sans contrainte.

En attendant je vous salue avec la plus parfaite estime

Lacenaire

8 fr 1836.

sez pas d'apprendre : elle a jeté de belles lueurs dans votre intelligence ; ramenez ces lueurs à leur principe et regardez-y attentivement, vous lirez : Dieu ! et l'immortalité des êtres !

« Cet avis, que je me permets de vous donner, n'a pas l'inconvénient d'un prêche, Monsieur ; il vous arrive avec la discrétion de la bienveillance, avec une ferveur qui n'est pas de profession, mais qui s'inspire de la sincérité.

« Si vous saviez quelle sollicitude s'éveille dans un bon cœur, pour une existence en péril et placée où est la vôtre ! Fi de la science si, dans de tels momens, elle n'est que la science ! si elle ne détourne pas son regard observateur pour essuyer une larme de compassion.

« Veuillez, Monsieur, avec votre sagacité

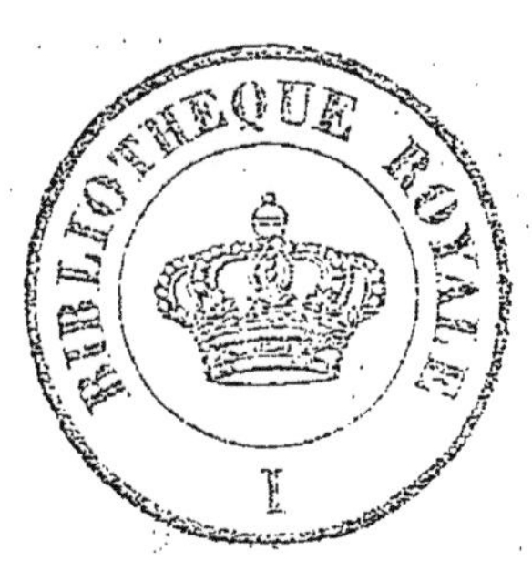

www.ingramcontent.com/pod-product-compliance
Ingram Content Group UK Ltd.
Pitfield, Milton Keynes, MK11 3LW, UK
UKHW021008200726
13857UKWH00004B/1347